La mandibule de fracture
Dr Adil Sulieman Mohammed
 Chirurgien maxillo-facial buccal
Postgraduate de l'université de Khartoum Soudan

Avant-propos

Ce livre est écrit avec l'idée de présenter des connaissances.

Et l'expérience et les préoccupations de l'auteur principal qui est

Pratiquer dur dans le domaine de la chirurgie maxillo-faciale.

C'est un guide pour les étudiants en médecine et en dentisterie et

Chirurgiens maxillo-faciaux.

Il donne une idée de la classification des fractures mandibulaires,

Diagnostic et prise en charge avec différentes techniques

de mes expériences

Et il est donné encourager pour la chirurgie maxillo-faciale voisin.

Pour réussir les examens maxillo-faciaux.

Falsification

À mes grands-pères de grande famille
Nil et Ginaway
À ma grande épouse bien-aimée, le Dr Shiraz
Le Grand Dentiste
 Mes belles filles qui éclairent ma vie
Ghina, Muna, Hoor, raghad
À mes grands professeurs et enseignants

Symboles

FI   fixation Intermaxillaire
FMM   fixation maxillomandibulaire
     Fixations internes
FIRO Une fixation interne à réduction ouverte
   pt   Patient
     TO   Tomographie par ordinateur
   TOFC
Tomographie par ordinateur à faisceau conique

Contenu

Chapitre premier

Introduction

Le visage peut être divisé en 3 tiers.
1. Le tiers supérieur la partie crânienne et le cerveau.
2. Le tiers médian qui contient la face médiane.
3. Le tiers inférieur est la mandibule

Le mot (fracture) signifie discontinuité de deux segments de l'os.

La face supérieure et moyenne est une partie fixe, et la mandibule est la partie mobile la mandibule reliée à la face médiane supérieure par l'articulation temporo-mandibulaire (ATM) la position du condyle dans la fosse glénoïde, au-dessus de la fosse glénoïde, il y a le cerveau moyen,

La mandibule de fracture fournit un processus cushing comme un amortisseur pour protéger la lésion cérébrale et les vaisseaux cérébraux.

Le traumatisme direct de la symphyse à la mandibule a dissipé la force sur le condyle pour réduire la force de fracture de la mandibule, mais s'il y a des forces à la mandibule, cela pourrait entraîner une fracture du condyle protégeant l'insulte cérébrale et garder le patient conscient.

Si le traumatisme direct au corps droit mandibule (coup traumatique) le traumatisme ne s'étendra pas au condyle droit mais il se transférera au corps gauche puis au condyle gauche pour allonger le chemin puis dissiper les forces du traumatisme qui deviendront force faible et la réduire pour éviter la fracture du condyle mais si la force est plus étendue, fracture du condyle gauche se produira inévitablement pour protéger la structure vitale (le cerveau).

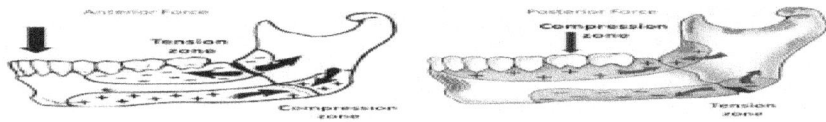

(Figure 1)

Plus de forces conduisent à une fracture mandibulaire et à d'autres os du crâne et à des saignements intracrâniens et à des agressions cérébrales.

S'il y a une force verticale dirigée vers la mandibule antérieure, la zone de tension sera dans le bord supérieur et la zone de compression dans le bord inférieur de la mandibule ce sera différent si les forces verticales dans la mandibule postérieure ici la zone de compression dans la bordure supérieure tandis que la zone de tension dans la bordure inférieure.

La mandibule de fracture il a conduit à la zone de compression et de tension aidant au traitement de la fracture mandibulaire en faisant de l'ostéosynthèse par des plaques et des vis. La zone de compression se rapproche de la fracture osseuse et nécessite donc une plaque moins forte tandis que la zone de tension sépare les deux segments de fracture qui ont besoin d'une plaque forte et d'une plaque dure en ostéosynthèse comme méthode de fixation de la mandibule de fracture.

Selon la direction de la force s'il s'agit d'une force antérieure ou postérieure. (Figure 1)

La mandibule de fracture

La mandibule est une structure en forme de fer à cheval, c'est le tiers inférieur du squelette facial et c'est la partie mobile du squelette facial, la mandibule interface avec la base du crâne via l'ATM et est maintenue en position par les muscles de la mastication, elle contient de la mandibule proprement dite et de la partie portant la dent.

Les sites les plus faibles de la mandibule de fracture

Les sites les plus faibles étant la troisième molaire touchée, la région dento-alvéolaire, la cavité de la dent canine et l'angle du condyle.

1. L'angle situé entre deux os épais le ramus et le corps de la mandibule.
2. Le traumatisme au menton a entraîné une fracture du condyle pour l'empêcher d'être livré à la fosse crânienne moyenne (prévenir les lésions cérébrales)
3. La fracture faible dentoalvéolaire due à la présence d'une dent dans une région osseuse spongieuse séparée de l'os dense sous le niveau des dents.
4. La région canine est une zone de faiblesse due à la longue racine canine.
5. La dent ou la racine incluse dans l'os entouré d'os dense est une zone de faiblesse.
6. L'os médullaire du corps positionné entre deux os compacts des plaques corticales externe et interne de l'os conduit à une déviation indépendante et à un chevauchement osseux.

Innervation de la mandibule

La mandibule est innervée par le nerf alvéolaire inférieur à travers le foramen mandibulaire, c'est une branche de division mandibulaire du nerf trijumeau et du plexus dentaire inférieur qui contiennent du nerf alvéolaire inférieur, de l'artère et de la veine.

Apport sanguin de la mandibule

La mandibule a deux sources d'approvisionnement en sang l'approvisionnement en sang central et périphérique, l'approvisionnement en sang central provient principalement de l'artère alvéolaire inférieure et l'apport sanguin périphérique par le périoste.

La carotide externe donne une branche à une artère maxillaire externe qui donne une branche à l'artère alvéolaire inférieure à travers le foramen mandibulaire puis l'artère alvéolaire inférieure donne une branche d'artère mentale à travers les contremaîtres mentaux.

Chapitre deux
La classification des fractures mandibulaires

1.Selon le type de fracture (classification Dingman et Natwig)

1. Fracture simple ou fermée qui ne produit pas de plaie ouverte sur le milieu extérieur, que ce soit à travers la peau, les muqueuses ou la membrane parodontale.
2. Fracture composée ou ouverte dans laquelle une plaie externe, impliquant la peau, la muqueuse ou la membrane parodontale, communique avec la rupture de l'os.
3. Commiternité - Fracture dans laquelle l'os est ou écrasé en de nombreux fragments, cela se produit le plus souvent dans la fracture par balle.
4. Bâton vert - Fracture dans laquelle un cortex de l'os est brisé et l'autre cortex est plié, ce type comme une branche d'arbre qui est molle et peut être plié sans fracture complète, cela s'est produit principalement chez les enfants.
5. Fracture pathologique survenant d'une lésion légère à une maladie osseuse préexistante qui a affaibli la mandibule, par exemple, le patient a déjà une lésion kystique dans la mandibule ou la tumeur mandibulaire et une lésion mandibulaire subie.
6. Variété de fracture multiple dans laquelle deux ou plusieurs lignes de fracture sur le même os ne communiquent pas entre elles.

7. Fracture impactée dans laquelle un fragment est fermement enfoncé dans l'autre.
8. Fracture atrophique résultant d'une atrophie sévère de l'os, comme dans la mandibule édentée.
9. Fracture indirecte en un point éloigné du site de la blessure.
10. Fracture compliquée ou complexe entraînant des lésions considérables des tissus mous adjacents ou des parties adjacentes et ce type de fracture bilatérale.

2. <u>Selon le site anatomique</u>

1. Symphyse - Fracture dans la région des incisives centrales qui s'étend verticalement du processus alvéolaire à travers le bord inférieur de la mandibule.
2. Para symphysaire - Fracture survenant dans les limites des lignes verticales distales aux canines.
3. Corps - De la symphyse distale à une ligne coïncidant avec le bord alvéolaire du muscle masséter (comprenant généralement la troisième molaire).
4. Angle - Région triangulaire délimitée par le bord antérieur du muscle masséter à l'attachement postérosupérieur du muscle masséter (généralement distal à la troisième molaire).
5. Ramus - Délimité par l'aspect supérieur de l'angle à deux lignes formant un sommet à l'encoche sigmoïde.
6. Processus condylien - Zone du processus condylien supérieure à la région du ramus.

7. Processus coronoïde - Comprend le processus coronoïde de la mandibule supérieure à la région du ramus.
8. Processus alvéolaire - Région qui contient normalement des dents.

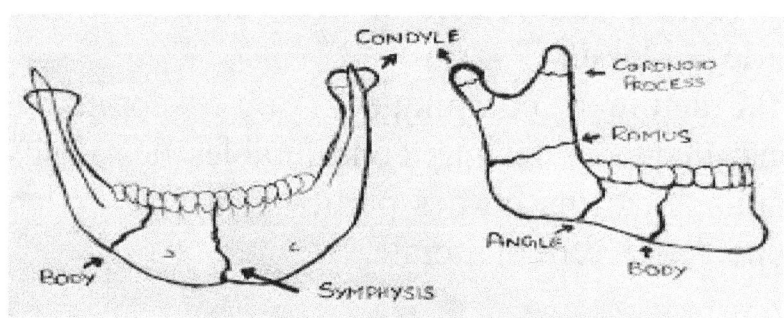

(Figure 2) la classification de la fracture mandibulaire selon le site anatomique.

3.Selon la cause de la fracture

1. Violence directe (agression) la zone d'impact direct.
2. Zone de violence indirecte touchée loin de la force directe.
3. Contraction musculaire excessive - chez le patient hystérique ou psychotique.

4.Selon le côté

1. Fracture unilatérale.
2. Fracture bilatérale.
3. Fracture multiple.
4. Fracture comminutive.

5.Selon la favorabilité (Figure 3)

1. Favorable-les deux segments osseux tirent dans une direction.

2. Défavorable-les deux segments osseux se séparent.

<u>Fracture favorable classée en</u>

<u>1.Fracture horizontale favorable</u>

Les deux segments osseux tirent dans une direction de la direction supérieure à la direction inférieure.

<u>2.Vertical favorable fracture</u>

Les deux segments osseux tirent dans une direction de la direction buccolinguale.

<u>Les fractures défavorables peuvent être typées comme suit :</u>

1. <u>Fracture horizontale défavorable</u>

   Les deux segments osseux se séparent de la direction supérieure vers le bas.

<u>2.Fracture verticale défavorable</u> - les deux segments osseux se séparent l'un de l'autre dans la direction buccolinguale.

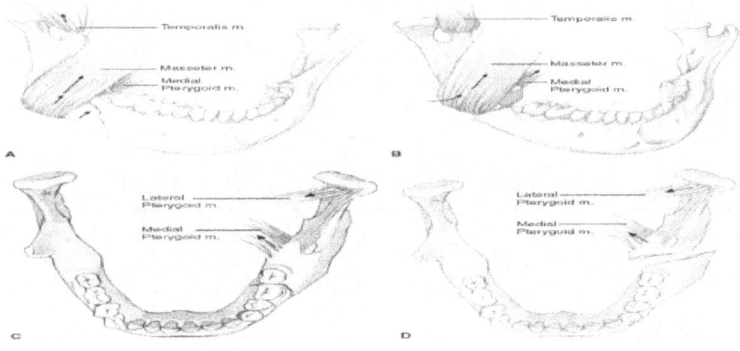

(Figure 3) La fracture mandibulaire verticale et horizontale favorable et défavorable.

6. Selon l'exhaustivité

  1. Complet.

  2.
  3. Incomplet.

7. Selon la fracture au site de la blessure

  1. Direct fracture (coup fracture)
  2. Fracture indirecte (fracture de contre-coup d'État)

8. Selon la forme de la fracture

  1. Avulsion.
  2. Pliage.
  3. Éclater.
  4. Torsion.

  9. Selon l'implication du tégument

  1. Fermer.
  2. Ouvrir par voie intraorale.
  3. Ouvrir extra par voie orale.
  4. Ouvrir par voie intraorale et extra orale.
  5. Défaut des tissus mous.

  10. Acorrespondant à la forme de la fracture (figure 4)

  1. Transversal.
  2. Oblique.

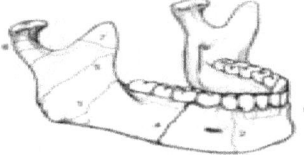

- TRANSVERSE
- OBLIQUE
- BUTTERFLY
- OBLIQUE SURFACE!

3. Papillon.

(Figure 4)

11.Selon la présence ou l'absence des dents
(Figure 5)

Classe 1 les dents présentes des deux côtés de la fracture.

Classe 2 les dents présentes d'un côté de la fracture.

Classe 3 les dents ne sont pas présentes des deux côtés de la fracture, cela se produit généralement chez les patients édentés.

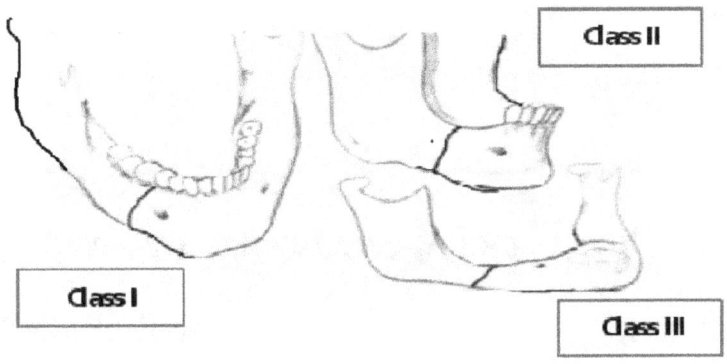

(Figure 5)

13. <u>Classification de Rowe et Killey</u>

A. Fracture n'impliquant pas l'os basal.

Fracture dentoalvéolaire.

B. fracture impliquant l'os basal.

    I. Unilatérale unique.

    ii. Double unilatérale.

    iii. Bilatérale.

    vi. Multiples.

Fracture Type	Prévalence
Corps	30 - 40 %
Angle	25 - 31 %
Condyle	15 - 17 %
Symphyse	7 - 15 %
Ramus	3 - 9 %
Alvéolaire	2 - 4 %
Processus coronoïde	1 - 2 %

Prévalence de la mandibule de fracture (tableau

Chapitre trois

L'évaluation du patient

Si le patient s'est présenté à l'urgence ou à la victime

Nous posons des questions à ce sujet.

(Pourquoi, où, comment, quand).

La cause de la blessure ? Pourquoi.

Le lieu de la blessure ? Étaient.

Le mécanisme de la blessure ? Quand

Le moment de la blessure ? Où.

La cause de la blessure

Nous pouvons diviser la cause de la blessure.

Traumatismes civils et militaires

Accident de la circulation (ADC)

Voies de fait (altercation interpersonnelle)

Blessure sportive

Accident du travail si le pt tombe de hauteur.

Traumatisme militaire qui peut être divisé en

1.Blessure par fusil de chasse par petit plomb (pistolet à air comprimé)

2.Blessure traumatique par balle avec piston ou riffle, blessures par balle et par balle associées à de multiples fractures comminutives. Le nouveau stagiaire dans l'armée il est resté longtemps, tout le sang va à sa jambe, pas de retour veineux, donc il tombera comme mécanisme de protection fournissant l'apport sanguin au cerveau en tombant en arrière, mais s'il tombe sur son visage, un traumatisme direct au menton entraînera une fracture de la symphyse en tant que traumatisme direct et si des fractures bilatérales du condyle se sont produites, cela s'appelle une fracture de l'homme de garde.

Le lieu de la blessure la blessure dans l'école, l'usine, sur la route (corps étranger ou zone sale)
Le moment de la blessure ? Connaître la durée de la blessure si cela se produit aujourd'hui ou hier, cars 'il y a une plaie, est-ce infecté ou une plaie fraîche, cela donne au médecin une idée du pronostic de la plaie et de la cicatrisation si elle se produit par intention primaire ou secondaire.
Quel est le mécanisme de la blessure ?

L'accident de la circulation (A) est la cause la plus fréquente de fracture de la mandibule, puis les voies de fait (violence directe) sont les deuxièmes causes de fracture de la mandibule.

La collision frontale de deux voitures entraîne une blessure frontale au visage by poussant la tête à la victime au tableau de bord si elle est passager avant ou conducteur de voiture - c'est ce qu'on appelle un traumatisme de coup qui conduit généralement à une fracture de la mandibule Si la voiture a heurté par l'arrière, un traumatisme de contre-coup ou un traumatisme crânien cervical, Les blessures à la tête sont fréquentes, la fracture gauche de la mandibule est fréquente chez l'agresseur droitier, l'agression par le poing ou la boxe se traduit souvent par une fracture simple et non comminutive.

La fracture du gardien a conduit à une fracture bilatérale de la mandibule chez le patient denté mais si cela se produit chez le patient édenté, on appelle cela fracture du manche du godet (figure 6) dans le cas où un coup antérieur au menton suspecté une fracture condylienne unilatérale ou bilatérale s'ensuivra, mais dans le cas où un coup direct à la parasymphyse peut conduire à une fracture condylienne controlatérale ou angulaire, Les dents serrées en Cpeuvent entraîner une fracture du processus alvéolaire.

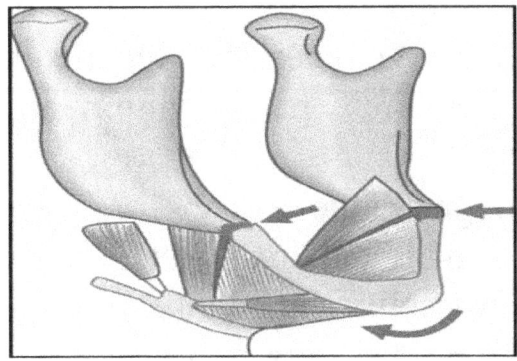

(Figure 6) fracture du manche du godet chez un patient édenté

Antécédents médicaux

Atous ces facteurs augmentent la gravité de la fracture mandibulaire.

Maladie osseuse.

1.Néoplasme.

2.Unerhrite, ATM (risque d'ankylose).

3.Maladie vasculaire du collagène

4. les maladies endocriniennes comme le diabète sucré.

5.Nutrition et troubles métaboliques, y compris l'abus d'alcool.

6.saisie.

Examen physique

L'examen de l'occlusion

Le change dans l'occlusion détermine l'occlusion pré-blessure, le contact dentaire prématuré de l'osterior ou une morsure ouverte antérieure est évocatrice de fractures bilatérales du condyle ou de l'angle lors de l'examen du brevet après un traumatisme mandibulaire.

La morsure ouverte postérior est généralement associée à un processus alvéolaire antérieur ou à une fracture para symphysaire.

La morsure ouverte unilatérale suggère des fractures mandibulaires para symphysaires d'angle ipsilatéral.

L'occlusion rétro gnathique est observée avec des fractures mandibulaires condyliennes bilatérales ou des fractures angulaires.

La fracture du condylien est associée à une morsure ouverte du côté opposé et à une déviation du menton vers le côté de la fracture (malocclusion)

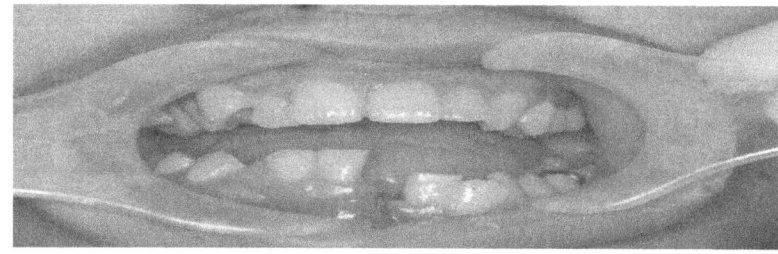

(Figure 7) Déformation en escalier dans la mode de la mandibule de symphyse en forme d'échelle

Signes et symptômes de fracture mandibulaire

1. Douleur lors de l'ouverture et de la fermeture de la bouche.
2. Interférence avec mastication et fonction.
3. Une mobilité normale et une déviation de la mâchoire.
4. Malocclusion.
5. Gonflement dû à un œdème et à une ecchymose (saignement sous-cutané).
6. Crépitas - le bruit grossier du frottement de deux fragments d'os
7. Je craque la salivation stagnante avec le sang.
8. La déformation steppe est la relation entre les dents apparaît en occlusion comme un pas d'échelle. (Figure 7)
9. Anesthésie de la lèvre inférieure.
10. Mouvement mandibulaire anormal.

    Incapable d'ouvrir la bouche – fracture coronoïde.

    Incapable de fermer la bouche - fracture de l'alvéole, de l'angle ou de la ramus.
11. Trismus.
12. Lacérations
13 Hématome
14. Etla cchymose,
15. Dents lâches
16. Hématome sublingual (Figure 8)

C'est ce qu'on appelle l'hématome du signe de Collene dans le plancher de la bouche.

Cela indique qu'il y a une mandibule de fracture.

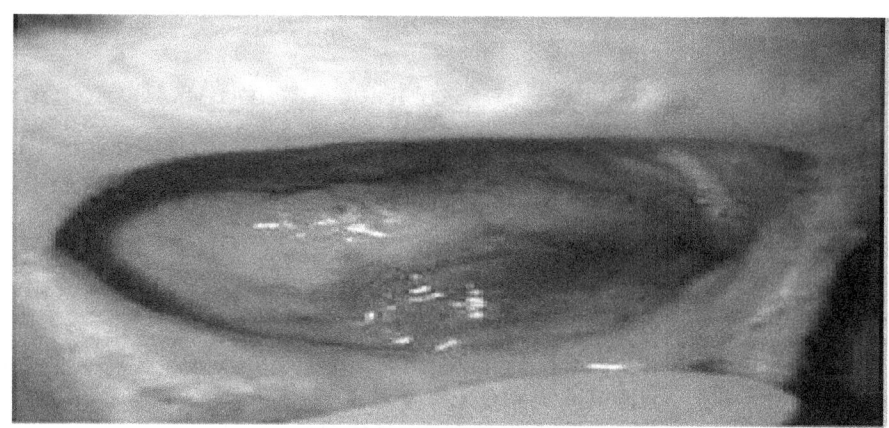

Figure 8 Hématome sublingual c'est une caractéristique pathognomonique.

Chapitre quatre

Examen radiologique

1, Radiographies extra-buccales

1.La vue PA du crâne ou la vue latérale du crâne pourrait montrer la mandibule de fracture (Figure 11)

2.L'orthopantomographie OPG ou de n topa tomographie (DPT) pour la mâchoire supérieure et inférieure et les dents, la région de la symphyse n'est généralement pas évidente en raison de la superposition avec la colonne vertébrale (Figure 9) OPG avait une signification pour montrerle résultat de

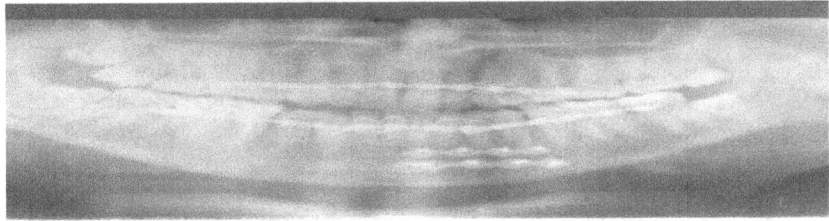

fixation (Figure 9 et 10).

(Figure 9) OPG montrant la fixation ORIF et la barre d'arche.

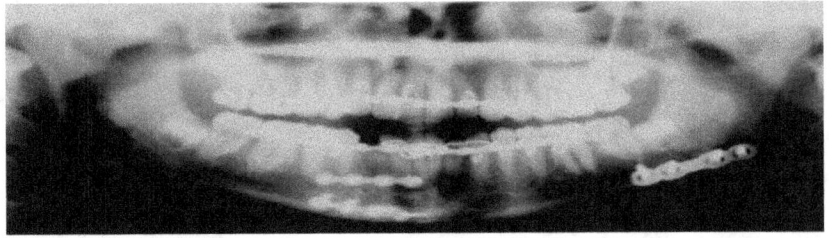

(Figure 10) OPG montrant deux plaques de titane para symphysaires droites et une fracture à angle droit avec une plaque et une fixation de la barre voûtée dans les deux mâchoires.

CT os facial deux ou trois dimensions 2D ou 3D ce dernier est plus sophistiqué et plus bénéfique pour l'imagerie complète des détails des fractures (figures 13,14,15,16,17), la tomodensitométrie du haricot conique (COCF) donne des données sur les détails dentaires et osseux et nerveux (Figure 12)

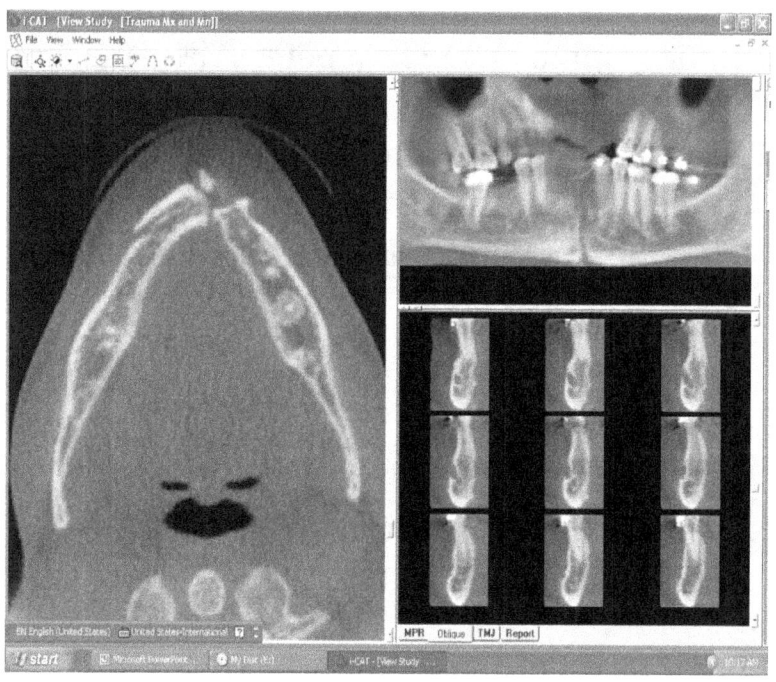

(Figure 12) Tomographie par ordinateur à faisceau conique

(COCF) montrant une fracture de la symphyse mandibulaire.

2.Radiographies intrabuccales

1. Le film ériapique peut être utilisé pour montrer la relation entre la ligne de fracture et les dents, tandis que la vue occlusale est généralement visible à partir de la relation

23

entre la racine de la dent et la ligne de fracture.

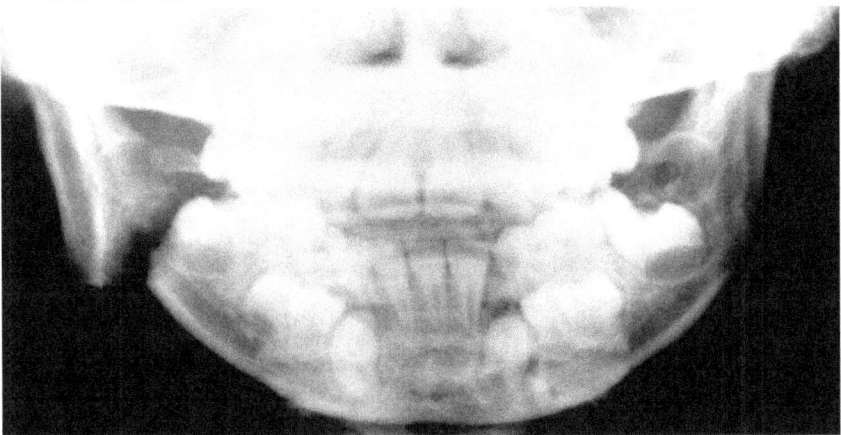

(Figure 11) PA du crâne montrant une fracture à angle droit.

(Figure 13) CO vues axiales faciales montrant dans les niveaux fracture mandibule.

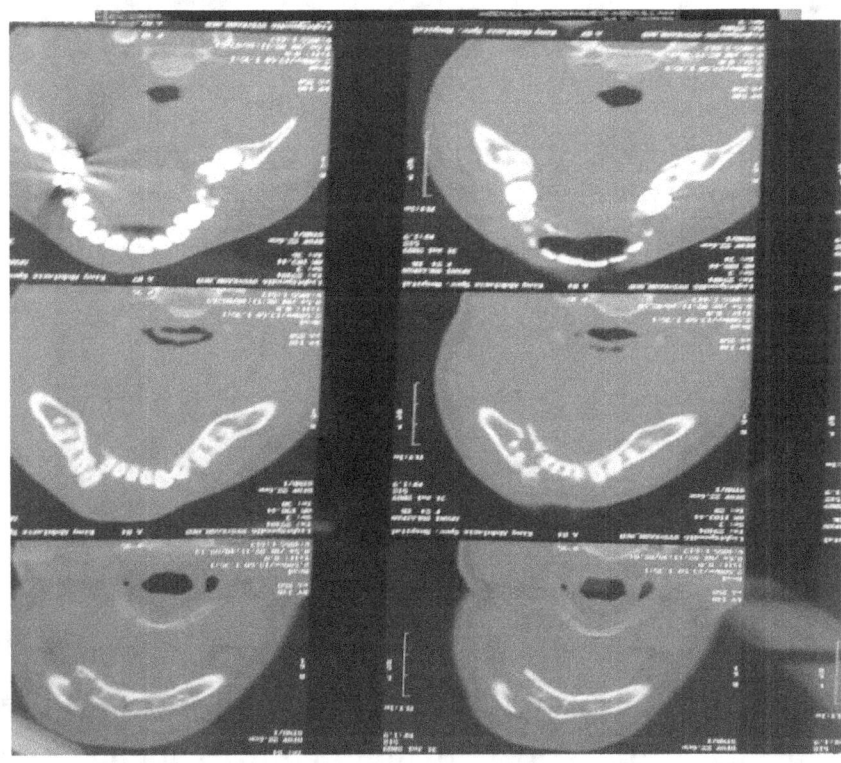

(Figure 14) Os facial CO montrant une fracture de symphyse latérale linguale.

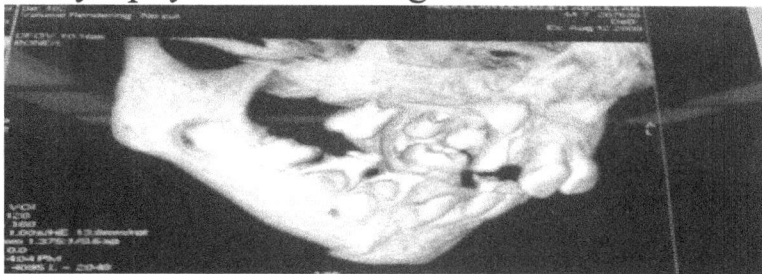

(Figure 15) Mandibule CT montrant une fracture de la symphyse droite.

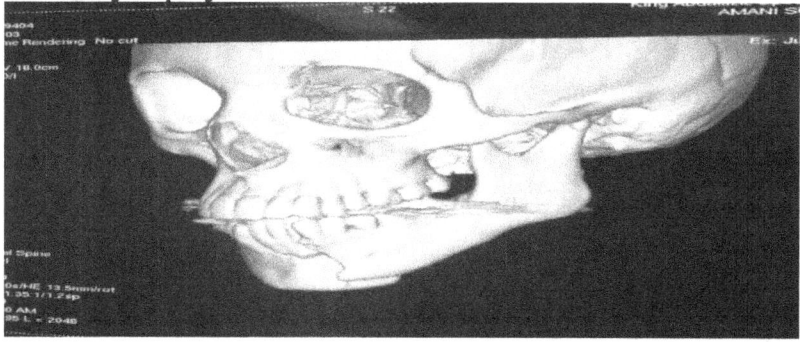

(Figure 16) CO os facial fracture 3D gauche para symphyse fracture.

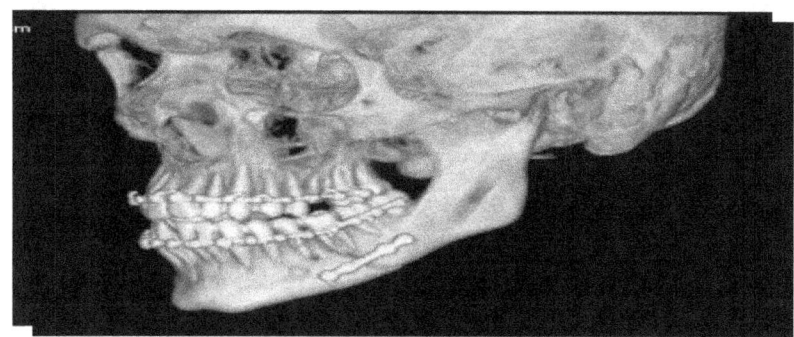

(Figure 17) Os facial CO pour barre de voûte plantaire et corps mandibulaire gauche une plaque en titanes.

Chapitre cinq

Traitement préliminaire
    1.Airway
    2. Hemorrhage
    3.Slacération tissulaire fréquente
    4.Soutien du fragment d'os
    5.Control de la douleur
    6.Food et fluide

Traitement définitif

1. Réducation
    a. Créduction des pertes.
    b. O réduction du stylo.
2.Immobilisation.
3.Fixation.
4.Loss d'infection.
5.Rréhabilitation.

Réduction-approximation de deux fragments d'os dans une position anatomique correcte par traumatique

Immobilisation – stabilisation des fragments osseux réduits.

Fixation-renforcé la partie immobilisée et réduite des fragments osseux.

Réduction rapprochée
Indications de réduction rapprochée
Nondisplaced favorable fracture
Mandibule édentée atrophiée sévère

Fracture chez les enfants avec développement du bourgeon dentaire
Réduction ouverte
Indications de réduction ouverte

Fracture défavorable déplacée.
Fractures multiples.
Fracture du milieu du visage associée.
Lorsque le FMI est contre-indiqué
    Avantages de la réduction à l'air libre

1.La réduction et la fixation se font toujours en vision directe
2.La fixation stable est obtenue par une meilleure approximation des segments de fracture.

La dent en ligne de fracture

La présence de dents de sagesse inférieures doit peser le rapport des dommages et des avantages, elle peut entraîner une infection dans une main tandis que son retrait peut perturber l'occlusion et la fixation de l'angle mandibulaire, de sorte qu'il y a une indication absolue et relative pour qu'il soit enlevé.

Les indications absolues de l'extraction de la dent en ligne de fracture

1.Lfracture longitudinale impliquant la racine.
2.Dislocation ou subluxation de la dent de la cavité.
3.Presence de l'infection péri apicale.

4.Iligne de fracture infectée.

5.Unepéricoronite mignonne.

Les indications relatives de l'extraction de la dent en ligne de fracture

1.Dent sans fonction qui a finalement été retirée sélectivement.

2.Une carie avancée.

3.Unemaladie parodontale avancée.

4.dents dépourvues qui pourraient être ajoutées à la prothèse.

5.Dent impliqué dans une fracture non traitée présentant plus de 3 jours.

Prise en chargées déchets non retenus dans la ligne de fracture

1. Good qualité dans la région périapicale pour évaluer le plan.
2. S'aciduler l'utilisation appropriée des antibiotiques.
3. Splinting de la dent si elle est luxée ou mobile doit être enlevé.
4. Un traitement endodontique est effectué si nécessaire.
5. Extraction immédiate si la ligne de fracture est infectée.

Le période de l'immobilisation

La période d'immobilisation est de 3 semaines.

Plus 1 semaine pour

1.Dent en ligne de fracture et d'infection

2.Vieillesse (40 ans).

3.Perte d'approvisionnement en sang (para symphyse)
Soustrayez 1 semaine en cas de
Enfant en bas âge

(Figure 19) mandibule circonférentielle

Méthodes d'immobilisation
Cela peut être dévide dans la fixation appliquée sur les dents et les os.

A. Fixation appliquée sur les dents.
1.Câblage dentaire
    Câblage a-direct de os
    Câblage b- de l'œillet

Fixation directe de l'os
    1.Ocâblage osseuse qui est
      a. Câblage de la bordure supérieure
      b. Câblage des bordures inférieures
    2.Ccâblage circonférentiel (figure 19)
    3.Bun placage
    4.Efixation de la broche xternelle (figure 21)
    5.Bune pince
    6.Tse fixe avec le câblage Kirshner (Figure 20)

Figure 20) Fixation mandibulaire en fil Kirshner.

Fracture de la mandibule édentée

Il existe différents types de fixations de mandibule édentée.

1. indirect squelettique modifié par fixation squelettique Attelles de type Gunning

2. Fixation directe du squelette

A. Fixation interne par

i. Trans câblage osseux.

ii. Plaques et vis

iii. trans fixation avec le câblage Kirshner.

1v. greffe osseuse primaire.

Fixation externe par

1. Fixation de la broche

2. Pince osseuse

(Figure 21) une fixation de broche externe

Kazanjian V.H Converse Classification J.M

Classe 1	Dents des deux côtés de la ligne de fracture	Monomaxillaire
Classe11	Dents d'un côté de la ligne de fracture	Fixation intermaxillaire
Classe111	Patient édenté	Réduction ouverte / prothèse

(Tableau 2 des méthodes de traitement de Kazanjian V.H Converse J.M,

(Tableau 2) sur le traitement différent du traitement de Kazanjian V.H Converse J.M,

A. <u>Fixation appliquée sur les dents.</u>

<u>1.Câblage dentaire.</u>

<u>Différentes techniques de câblage direct</u>

1.Câblage Essig simple double câblage inventé par Sharles J Essig.

2.gros essorage.

3. Câblage Risdon il s'agit d'un câblage labial torsadé i par Fulton Risdon.

4.Câblage œillet Ivy inventé par Robert H.I.V.

5.Clâblage d'attelage de girofle.

<u>1.Technique de câblage dentaire</u>

Câblage en acier inoxydable souple de 0,45 mm, doit être étiré de 10%, il ne doit pas être trop étiré, il deviendra cassant.

Câblage a-direct (figures 22 et 23)

La longueur du fil est de 6 pouces (15 cm), autour de la dent appropriée, l'extrémité libre doit être torsadée et tressée 3-4 pouces (7-10 pouces) La méthode nécessite un ensemble complet de dents.

<u>Les avantages du câblage direct</u>

C'est la fixation la plus simple et la plus rapide.

<u>Inconvénients du câblage direct</u>

Le fil est directement relié aux dents, il est donc difficile de libérer le FMI sans enlever toutes les fixations.

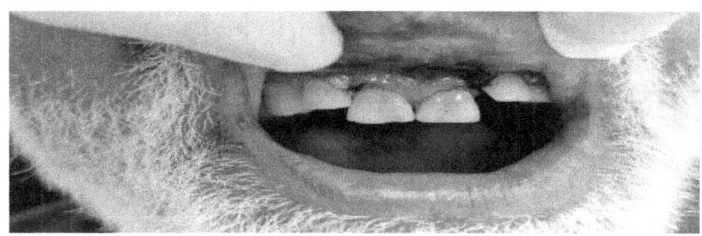

(Figure 22) la fracture dentoalvéolaire

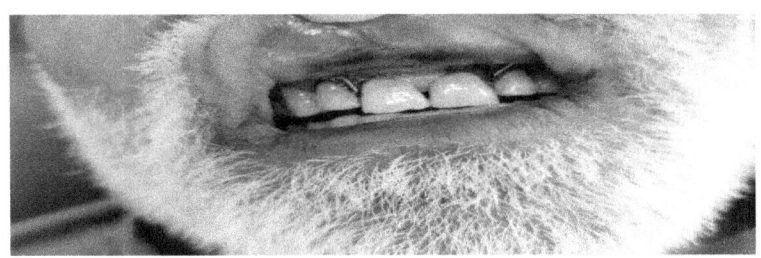

(Figure 23) la fixation directe du câblage

Le câblage direct peut être fixé avec des vis, ce qui est une procédure simple et rapide (Figure 24)

B-Fixation de l'œillet (figure 25)

La longueur du fil est de 6 pouces (15 cm) nous faisons 2 tours au milieu 1/8 pouce ou 3cm entre 2 dents, 5 dans la mâchoire supérieure et 5 autres œillets dans la mâchoire inférieure se connectent pour attacher le fil tordez les 2 extrémités dans (Figure 24) vis dans la mâchoire supérieure et inférieure pour le câblage direct.

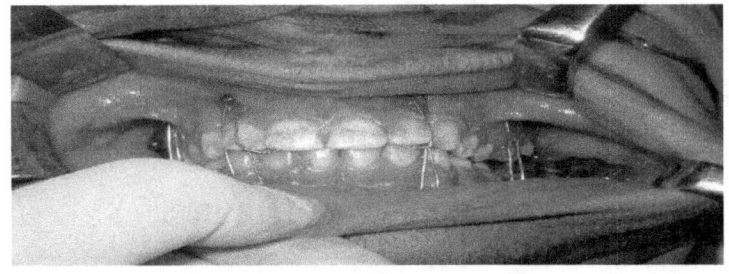

(Figure 24) Vis dans la mâchoire supérieure et inférieure pour le câblage direct

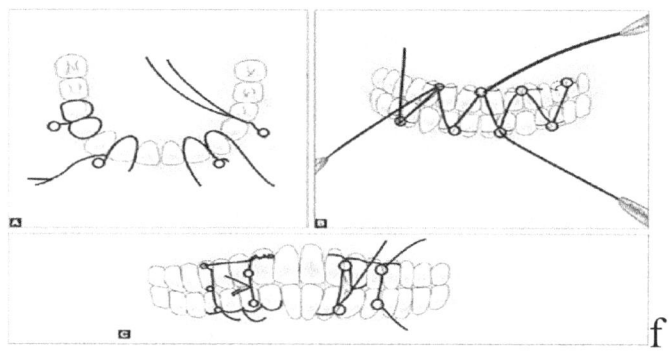

(Figure 25) Câblage de l'œillet

<u>Fixation de la barre d'arche (figure 26)</u>

Il est utilisé lorsque le patient a un nombre insuffisant de dents, ce sont des barres métalliques qui se plient pour conformer l'arcade dentaire.

<u>Les types de barres d'arche</u>

1.Winter.

2.Erich.

3.Jelenko.

4.Lingots d'argent allemands Steinman

5. Barre d'arc hybride avec vis (figure 27)

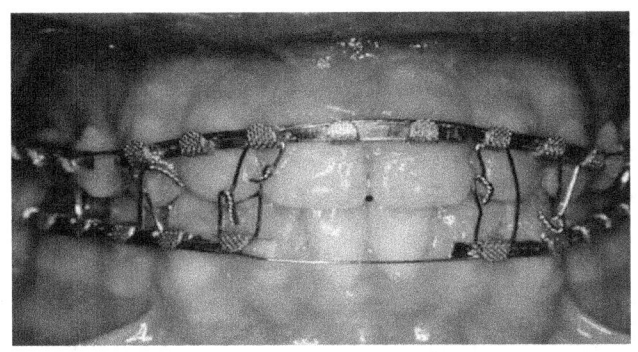

(Figure 26) fixation de la barre d'arche

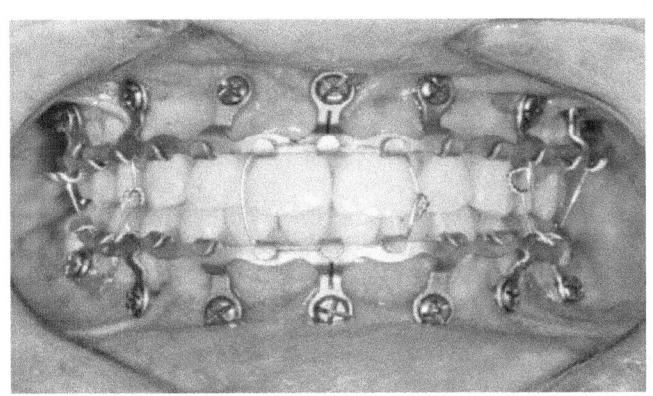

(Figure 27) barre d'arche hybride

<u>Attelle de capuchon en alliage de cuivre argenté</u>
Utilisation en présence de peu de dents ou les dents sont lâches, ébréchées, carieuses, sensibles avec un léger degré de mobilité.

<u>Les inconvénients de l'attelle de capuchon en alliage d'argent et de cuivre</u>

1. Il s'agit d'une procédure complexe.
2. Temps.
3. Besoin d'un technicien de laboratoire qualifié.
4. Coûteux.

5. Besoin d'un laboratoire bien équipé.

      6.Occlusion inadéquate.

<u>Fixation directe de l'os</u>

1. Câblage trans osseux (figure 28)

C'est une méthode efficace d'immobilisation réalisée par câblage direct à travers la ligne de fracture, cette méthode est efficace dans les fractures mandibulaires du corps et de l'angle...

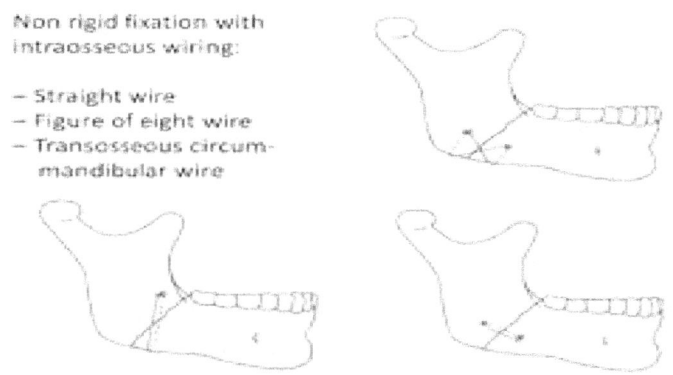

(Figure 28)

<u>La procédure de câblage transossus</u>

1.Les trous sont percés de chaque côté de la ligne de fracture, puis le fil passe le trou et traverse la ligne de rupture l'extrémité libre du fil est tordue étroitement après une réduction précise.

Ne pas avoir l'intention de réduire par tension de fil.

<u>Les contre-indications du câblage transossus</u>

1.Iligne de fracture infectée.

2. Comminuted fracture.

<u>Le placage osseux (FIRO)</u>

Une fixation interne à réduction ouverte (FIRO)

Suivre les lignes de fixation du Champy en zone de compression et de tensions (figures 31,32)

<u>Les avantages du placage osseux. (FIRO)</u>

1. Fixation extrêmement rigide.
2. Pas besoin de fixation intermaxillaire (FI)
3. Permettre au patient de prendre son régime, de boire immédiatement après l'opération.
4. Permettre au patient de contrôler son hygiène buccale.
5. Réduire la période d'admission à l'hôpital.
6. Réduire le temps opératoire et le taux de mortalité.
7. Éviter l'ankylose de l'ATM dans la fracture du condyle par immobilisation précoce.
8. Utilisé chez les patients âgés que mental subnormal et chez les patients épileptiques qui ne peuvent pas tolérer la FI.

<u>Inconvénient du FROR</u>

1. Cher
2. Besoin de compétences chirurgicales.
3. Besoin d'élévation étendue du périoste en cas de patient âgé affectent le processus de guérison.

<u>Types de plaques</u>

1. Plaque d'os simple en plaque de titane de 7mm de longueur ou 9mm de longueur.

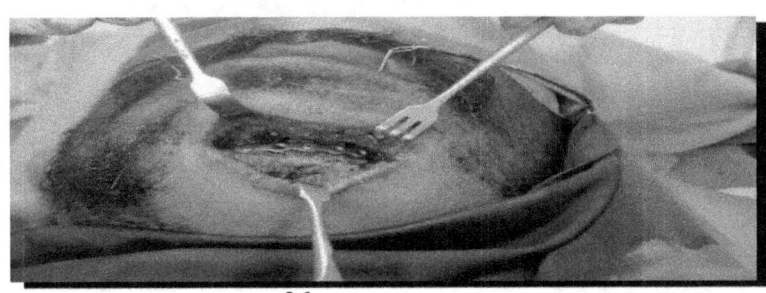

(Figure 29) Fracture de symphyse FIRO.

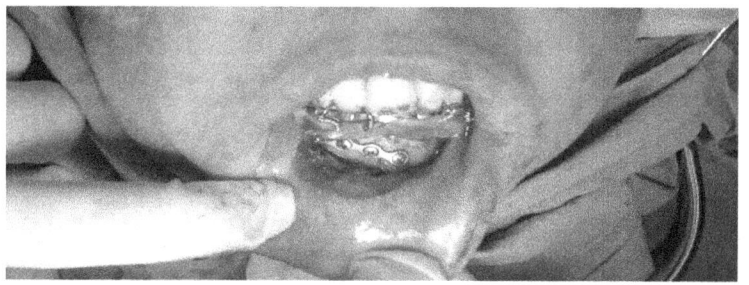

(Figure 30) fixation d'une plaque et de la barre de l'arc de la mâchoire inférieure pour la fracture de la symphyse mandibulaire.

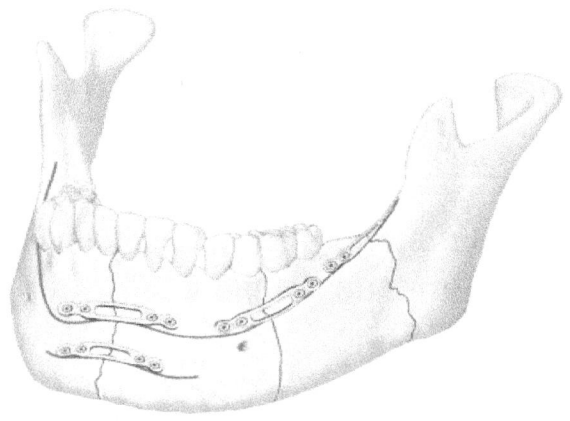

(Figure 31) Lignes d'ostéosynthèse de Champy.

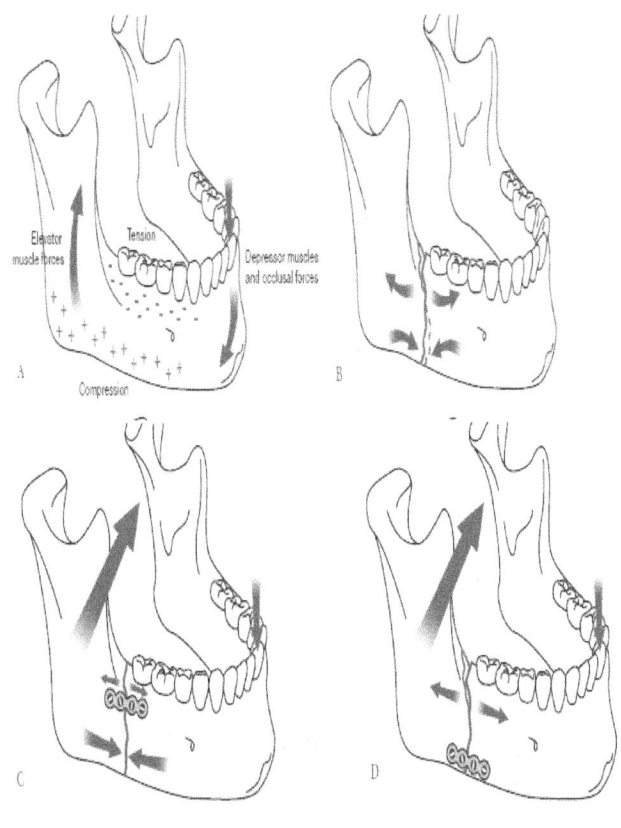

(Figure 32)

2.Les plaques de pression

Le trou rond ou en forme de poire, longue plaque s'étend jusqu'aux plaques corticales internes.

Complications des plaques de compression

1.Fracture des plaques.
2.Nécrose et infection osseuse.

4.Une fixation de broche externe

Il est couramment utilisé dans les fractures comminutives étendues; Il s'agit d'une paire de broches en acier inoxydable et en titane qui sont reliées par une barre transversale et chaque goupille par un joint universel.

Les indications d'une fixation externe de broche

1.In cas de défaillance d'autres types de fixations.

2.In stabilisation de la fracture comminutive.

3.In cas de fracture du maxillaire ou de fracture bimaxillaire pour l'utilisation du cadre de boîte.

Inconvénient d'une fixation de broche externe

1. Il n'est pas rigide.

2.Ulcération de la peau où épingle qui inséré.

3.L'action électrolytique a conduit à la séquestration et à l'ostéomyélite osseuse.

4.Facilement exposer au traumatisme car il est projeté à partir de la mâchoire du patient.

5.Pince osseuse.

6Fixation trans avec câblage Kirshner.

7. Vis de décalage.

Pour la ligne de rupture oblique (figure 33)

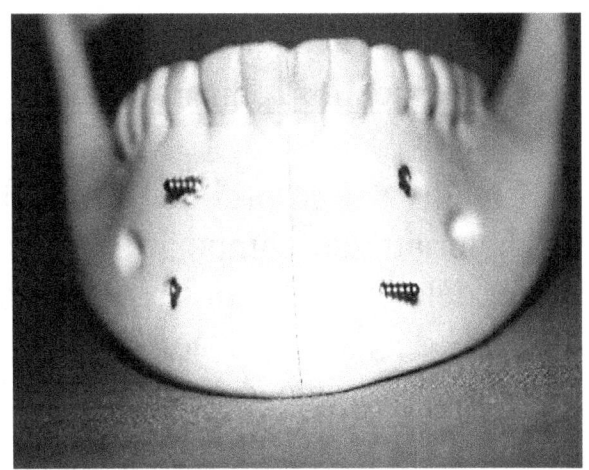

(Figure 33) Fixation des vis de décalage

Fracture de la mandibule édentée (figure 34)

1.Attelles de type Gunning modifiées par fixation squelettique indirecte

Utilisé chez le patient édenté par bloc morsure ou à partir de son ancienne prothèse modifiée qui servira à réparer la fracture mandibulaire.

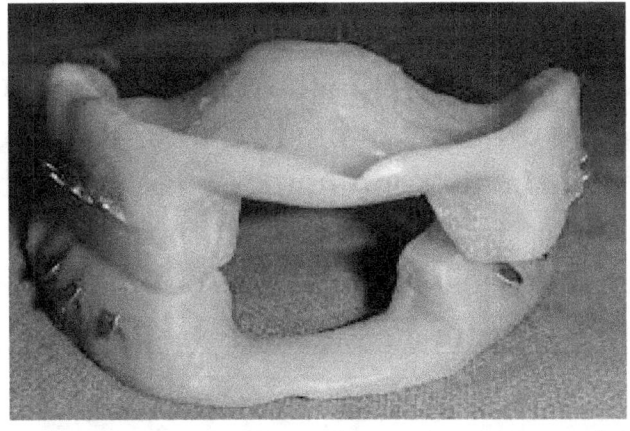

(Figure 34) Attelle de type tir

L'intervention chirurgicale de l'attelle de type tir

Prendre l'empreinte du patient par matériau de composition, puis couler le modèle en plâtre puis construire le modèle avec de la résine acrylique trop étendue, puis la surface de raccord est doublée de gutta percha noire pour empêcher la surface alvéolaire de frotter.

La mâchoire supérieure sera attachée par un fil péri-alvéolaire à l'aide d'un fil poinçon haut dans la région canine, puis les deuxextrémités du fil sont attachées à l'os alvéolaire.

Et à la mâchoire inférieure par fil circonférentiel, le poinçon est poussé sous la mandibule jusqu'à la zone linguale, le fil avec le fil se retire doucement sous le bord inférieur de la mandibule au sillon buccal avec du fil est détaché du poinçon puis attaché à l'autre extrémité autour de la mandibule.

Le crochet doit être fait à la périphérie de l'attelle Puis IMF pour connecter les deux attelles par boucle de fil ou bande élastique L'attelle de type tir peut être faite par modification du crochet de prothèse patiente sont montés à la surface buccale enlèvement des dents antérieures pour l'alimentation puis le FMI doit être fait.

2.Fixation directe du squelette

1. Une fixation interne du squelette
 1. Câblage trans osseux
2.Plaques osseuses

Fixation trans avec câblage Kirshner.

Greffe osseuse primaire

<u>Une fixation squelettique externe</u>

1. Fixation de la broche

2.Pince osseuse

<u>Principes généraux du traitement de la mandibule de fracture</u>

<u>Soins nutritionnels.</u>

<u>Presque tous peuvent être considérés comme des fractures ouvertes car ils communiquent des fractures qui se connectent à la peau ou à la cavité buccale.</u>

Réduction et fixation

Surveillance postopératoire des nausées et vomissements, utilisation de coupe-fil pour retirer le FMI en cas d'urgence.

1.Fournir de la toxine tétanique.

Soins d'hygiène bucco-dentaire en faisant de l'irrigation, brosse à dents souple.

Bains de bouche et examen clinique hebdomadaire pour le matériel, l'occlusion, le poids.

<u>Options de traitement de la fracture mandibulaire</u>

<u>traitement conservateur par</u>

<u>1.Régime doux.</u>

<u>2.Fixation maxillo-mandibulaire.</u>

<u>3.Réduction ouverte - fixation non rigide.</u>

<u>4.Réduction ouverte - fixation rigide.</u>

<u>5.Fixation de broche externe.</u>

6.Vis de retard, plaques constructives dynamiques (DCP).

 Blessure aux dents

Les dents fracturées peuvent s'infecter et provoquer une malunion de fracture.
L'extraction dentaire est nécessaire si la racine de la dent est fracturée, mais si la dent qui est intacte mais dans la ligne de la fracture peut être laissée en place et protégée par des antibiotiques ou elle peut avoir besoin d'être extraite.

Chapitre six

Le condyle mandibulaire fracture.

Le condyle est la 2ème croissance centre, la matrice fonctionnelle aide au développement de la mandibule.

Spécial pour les patients pédiatriques

Dents caduques vs dents permanentes

- Les fractures avec dentition caduque peuvent être traitées avec du MMF pendant 2 semaines, les techniques de diagnosticpeuvent nuire au bourgeon dentaire.
- La complication la plus redoutée d'une mandibule pédiatrique est l'ankylose de l'ATM avec impact sur la croissance de la mâchoire qui provoque une déformation faciale sévère qui pourrait être évitée par la mobilisation.

Le pourcentage total de fractures faciales est faible chez les enfants en raison de

1. La protection de l'atmosphère d'abri pour les enfants.
2. Diminuer la masse faciale et les proportions.
3. L'os spongieux a une grande proportion avec une fine plaque linguale et buccale de l'os.

Consistance molle de l'os

5. Le périoste tendu offre un mécanisme de protection contre la fracture et le déplacement.
6. Guérison plus rapide et union osseuse précoce.

7.Excellente capacité ostéogénique et de remodelage.

La théorie de la matrice fonctionnelle (Moss)

Au cours de la période embryonnaire tardive, le développement de la mâchoire, la cellule progénitrice du condyle module leur potentiel prolifératif en fonction de la traction musculaire également en fonction de la demande fonctionnelle.

Les classifications des fractures condyliennes

1.Selon la relation avec la capsule du condyle

1.Fracture capsulaire supplémentaire qui s'est ensuite divisée en

1.Niveau élevé - au niveau de la tête du condyle

2.Niveau bas - au niveau du cou ou en dessous

2.Fracture intracapsulaire

La fracture intracapsulaire se produit après un traumatisme, un hématome à l'intérieur de la capsule s'il n'y a pas d'exercice par ouverture de la mandibule dépôt osseux se produira en raison d'un dysfonctionnement puis une ankylose s'ensuivra car nous savons que le remoulage osseux et l'ostéogenèse sont plus rapides chez les enfants que chez l'adulte donc fixation de longue date de plus de 2 semaines terminée par une ankylose, Les enfants sont vulnérables à l'ankylose donc l'exercice peut être le traitement de ce type de fracture et doit être fait après la fixation

La fracture capsulaire supplémentaire

Il s'agit d'une véritable fracture du condyle si elle n'est pas traitée, il est très rare de provoquer une ankylose mais une malunion et une légère déformation se produiront dans la région du condyle.

2. Selon le site du condyle mandibulaire de fracture

1.Unilatérale

2.Bilatérale

3.Selon le schéma radiologique

4 **D**s.

1.No **D**is placement

2.Deviation-angulation du col de la tête du condyle qui est encore dans la fosse glénoïde.

3.Destlocation- la tête condyle située hors de la fosse glénoïde et antérieure à l'éminence articulaire.

4.Disolement-chevauchement du col du condyle avec la tête et ramus la tête du condyle qui encore dans la fosse glénoïde.

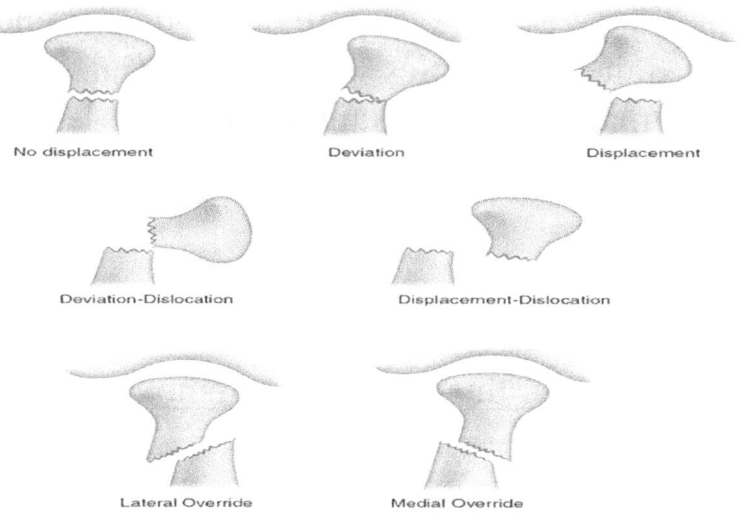

(Figure 35) classification des fractures du condyle mandibulaire 4 Ds

Étiologie

Violence indirecte - comme un traumatisme au menton – fracture de l'homme de garde (fracture bilatérale du condyle avec symphyse)

Il est très sage de ne pas interférer chirurgicalement avec la fracture du condyle dans tous les types de classification clinique ci-dessus, sauf dans certains cas de luxation parce que le condyle est sorti de la capsule.

En cas de déviation, nous devons augmenter la morsure par gutta-percha noire et fixation intermaxillaire.

3.Selon l'étiologie

Traumatisme direct

Direction et degré de traumatisme

Le point précis d'application de la force

L'occlusion comme moment de l'impact.

Signes et symptômes

Examen oral extra

1.Inspection

Gonflement et hémorragie dans la région du condyle

Otorrhée

Hématome – s'étendre à la région mastoïdienne.

2.Palpation

Tendresse dans la région du condyle

L'échec de la palpation du condyle indique une fracture avec luxation.

Signes et symptômes de fracture mandibulaire du condyle

Fracture capsulaire supplémentaire

1.Unilatéral.

2.Raccourcissement du ramus.

3.Déviation de la mâchoire vers le côté affecté.

En cas de fracture extra capsulaire bilatérale associée à une morsure ouverte antérieure.

Dans la fracture de type intracapsulaire, l'épanchement du liquide synovial allonge couramment la ramus.

Déviation de la mandibule vers le côté normal.

En cas de fracture intracapsulaire bilatérale, une pseudo malocclusion de classe 3 sera remarquée.

L'examen radiologique

Les différents types de radiographies

1. OPG ou DPT.

2.PA ville mandibule-inversée.

3.CO os facial scan 3D coupes minces avec des résolutions élevées est généralement préféré.

1. <u>Le traitement de la fracture condyle mandibulaire chez les enfants</u>

<u>1.Fracture intracapsulaire unilatérale ou bilatérale</u>

1.Mouvement actif pas d'immobilisation

<u>2.Fracture unilatérale ou bilatérale extra capsulaire</u>

FMI pendant 10 jours suivis d'un mouvement actif.

2<u>. Le traitement de la fracture du condyle mandibulaire chez l'adulte</u>

<u>1.Fracture unilatérale intracapsulaire</u>

Le traitement par un mouvement précoce jusqu'à 2 semaines d'immobilisation s'il s'agit d'une fracture douloureuse.

<u>Condyle de fracture bilatérale intracapsulaire</u>

FMI pour pas plus de 2 semaines IMF intermittent avec élastique de nuit pendant 4 semaines supplémentaires

<u>Le traitement Fracture unilatérale extra-capsulaire chez le patient adulte</u>

FMI pendant 4 semaines

<u>Le traitement Fracture bilatérale extra capsulaire chez le patient adulte</u>

FMI pendant 4-6 semaines certains cas bénéficient d'une réduction ouverte.

<u>Les types d'approches dans la réduction ouverte de la fracture mandibulaire condylienne</u>

1.approche pré auriculaire et incisions (Figure 36) Il existe de nombreuses techniques montrant des incisions pré auriculaires

A. Incision de hockey inversé.

L'incision.

C. Blair incision.

D. Mèche pop et incision de grue.

Incision de Bramley alkhayat.

C'est l'incision commune avec préservation du nerf facial.

2.Approche post-auriculaire. (Figure 40) C'est une approche qui nécessite un chirurgien maxillo-facial expérimenté qui peut entraîner une obstruction de l'oreille postopératoire à côté de la préservation du nerf facial.

3.Approche transmassémique (Figure 37) Cette procédure nécessite une bonne relaxation musculaire par un anesthésiste professionnel, il s'agit d'une nouvelle procédure d'aide à la préservation du nerf facial.

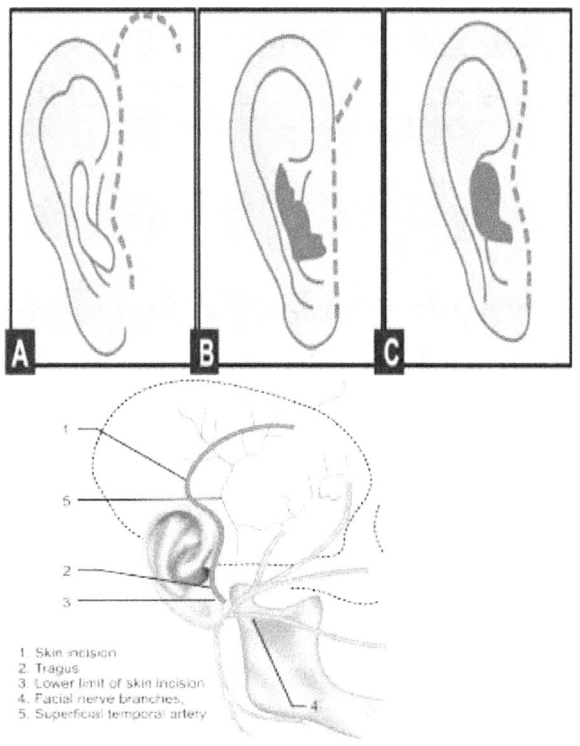

1. Skin incision
2. Tragus
3. Lower limit of skin incision
4. Facial nerve branches,
5. Superficial temporal artery

(Figure   36)

(Figure 37) Incision alkhayat ronce

(Figure 36) montrant la technique d'incision préauriculaire multiple.

A. Incision de hockey inversée.

B.L'incision

Incision de C. Blair

Incision de Bramley alkhayat (figure 37)

Powick et l'incision de la grue sont modifiés barmely Alkhayat incestion.

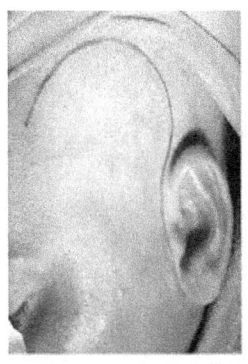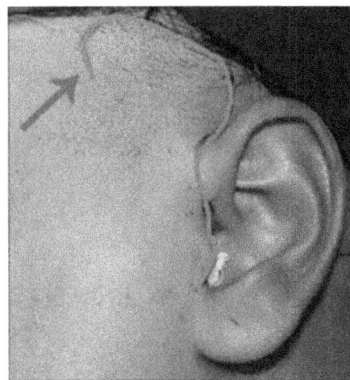

(Figure 38) Popmèche incision (Figure 39) ronce alkhayat incisisur.

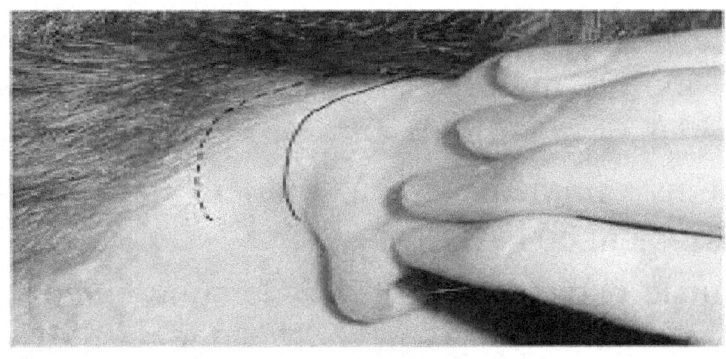

(Figure 40) incision postauriculaire

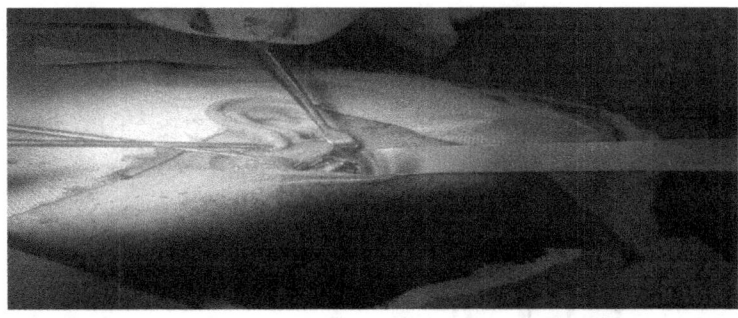

(Figure 36) Fixation des fractures du condyle par FIRO

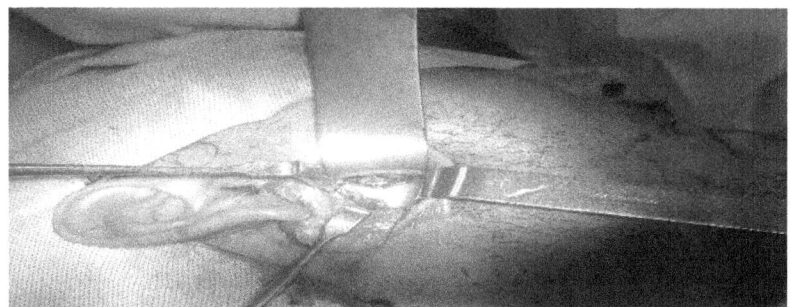

(Figure 37) Fixation du condyle par approche transmassétérique

Soins postopératoires

Cela s'est divisé en soins immédiats, intermédiaires et tardifs .

A. Soins immédiats au patient après le rétablissement de l'AG.

1. Put le patient dans l'unité de soins intensifs ou la salle de réveil sous soins infirmiers qualifiés.

2. Après un rétablissement complet de l'AG, transférer le patient au service sous la supervision d'une expérience en soins infirmiers.

3. Si le FMI avait été réalisé, les ciseaux et les coupe-fils devraient être à côté sous un bon éclairage.

4. Appareil d'aspiration au chevet du lit pour le contrôle de la salivation.

5. Mettez les voies respiratoires nasopharyngées en place s'il y a un problème respiratoire et suture au chevet du patient pour le contrôle de la langue.

Soins intermédiaires aux patients au moment de l'opération

Surveillance générale

1. Surveillance des températures élevées et des signes vitaux matin et soir

2. Placez deux ou trois oreillers sous la tête du patient pour réduire l'œdème et l'enflure.

3. La posture met le patient comateux en position latérale tout en mettant le patient conscient et le patient souffrant de lésions cervicales en décubitus dorsal.

4. Sédation - s'il y a de la douleur, donnez au patient un analgésique, mais il ne doit pas être utilisé systématiquement comme la morphine, ce qui est contre-indiqué car il déprime le réflexe de toux chez le patient à mâchoire fermée, il provoque également une constriction de la pupille et masque la détérioration du niveau de conscience car dans le cas de patients qui ont augmenté la pression intracrânienne qui a conduit à la dilatation de la pupille.

5. La prévention de l'infection par la pénicilline et le métronidazole administrés pendant 5 jours sont les traitements de choix.

Hygiène bucco-dentaire

1. Donnez dulavage à l'extérieur, par exemple de la chlorohexidine 0,2 %

2. Brossage des dents par une solution de bicarbonate de sodium à 1-3%

3. L'infirmière doit utiliser la seringue Higginson avec une solution saline normale (écouvillon salin).

4. Lubrification de la lèvre par une pommade à 1% d'hydrocortisone pour éviter les douleurs et la sécheresse.

Alimentation

1.in patient coopératif conscient

2. chez un patient inconscient et non coopératif

L'alimentation en coopération consciente du patient

1.Les besoins nutritionnels sont 2000-2500 liquide semi-solide par l'utilisation d'un mélangeur électrique d'aliments (liquidateur)

2.Utilisez le lait comme consommation quotidienne complété par des vitamines et du fer.

3.Donnez des protéines riches en calories telles que Forceval et Complan, etc.

4. Alimentation par sonde en plastique souple.

5.Fixez la paille pour permettre au patient de boire dans des tasses.

Patient inconscient et non coopératif

1.Les besoins quotidiens en eau sont de 3 litres, la production d'urine 1500 ml d'évaporation de la peau 1500 ml.

2.Le patient subit une rétention d'eau 1-3 jours après le traumatisme.

Unerétention de sodium de 4 à 6 jours, donc pas besoin de donner une solution saline normale pour le patient traumatisé.

3.Excrétion de potassium 1-2 jours donc vérifier le sérum K du patient.

4.Augmenter la sécrétion d'azote due à des lésions tissulaires pas besoin de correction.

L'équilibre hydrique sera corrigé après la prise de liquide par voie orale. 5.Il y a déshydratation chez les patients âgés qui ne peuvent pas avaler, de sorte qu'une thérapie par les fluides entraux et parentéraux doit être instituée.

Thérapie par fluide entral

Une sonde nasogastrique doit être utilisée.

Liquides parentaux

Le liquide IV et les perfusions doivent être utilisés, mais éviter la surcharge due à une altération de l'excursion du liquide par le rein.

C. Soins postopératoires tardifs

Postopératoire après la fin de la chirurgie

1.Essai de l'union par mouvement gentil et retrait de la fixation après une union satisfaisante et une durée complète de fixation à l'aide d'une paire de pinces artérielles pour l'œillet et la barre d'arche et d'une attelle de type pistolet et d'une pince lourde pour la fixation externe des broches.

2.Ajustement de l'occlusion Demandez au patient de mastiquer normalement en cas de léger dérangement de l'occlusion.

3.Mobilisation de l'ATM par un exercice régulier de la bouche.

4.Anesthésie ou paresthésie de la lèvre inférieure due à une neuropraxie (lésion partielle du nerf) qui se rétablira après 6 semaines et à une névrotémèse (lésion complète du nerf).

5. Vérification dela capacité des dommages Le test de la pulpe dentaire doit être effectué par Hot Gutta Percha ou un testeur de pulpe électrique pour vérifier la vitalité de la dent.

6. Gingivite due à un fil direct ou à une attelle de capuchon Il est très difficile de contrôler l'hygiène buccale, c'est pourquoi un rince-bouche par exemple une chlorohexidine à 0,2 % doit être utilisé.

Un. Les complications survenant pendant le traitement primaire.

1. Infection

Facteurs prédisposants

1.Présence d'une dent en ligne de fracture

2.Diminution de la résistance du patient par malignité

Détat général affaibli du patient comme l'utilisation de stéroïdes et le patient a le diabète sucré et conservé la dent infectée dans la ligne de fracture.

2.Lésions nerveuses

L'anesthésie ou paresthésie de la lèvre inférieure due à la neuropraxie (lésion partielle du nerf) qui se rétablira après 6 semainesS et à la névrotémèse (lésion complète du nerf) comme complication de la fracture du corps et de l'angle Cela dépend de la nature et de l'origine des dommages, le patient doit conseiller d'arrêter de fumer la cigarette et de boire des boissons chaudes pour éviter le danger de brûler la lèvre.

3.Dents déplacées et corps étranger

Inhalation ou enfouissement de la dent dans les tissus mous.

4.Réaction médicamenteuse

Facteur prédisposant

L'antibioprophylaxie provoque une allergie

Gestion

Antihistaminiques, par ex. maléate de chlorphénamine 4 mgtab lets

5.Les lésions du nerf facial peuvent être associées à des fractures du condyle et du ramus

6.Complications gingivales et

Facteursprédisposants

Œillet de câblage et barre d'arche trop attachés

Gestion

Gestion de l'hygiène bucco-dentaire

Thérapie parodontale

6.Pulpite

Facteur prédisposant

Dommages à la dent pendant la période de fixation

Gestion

lambeau chirurgical et ablation de la racine ou de la couronne de la dent.

B. Complications tardives de la fracture mandibulaire

1.Malunion

Facteur prédisposant

1. Malposition inacceptable Il conduit à la déformation faciale et au dérangement de l'occlusion.

2.Epiégeage du fragment osseux s.

3.Eélimination de l'immobilisation

4.Iméthode de fixation appropriée.

2.Union retardée

Temps prolongé de segments de fracture pour unir.

Facteurs prédisposants

Facteur local , p. ex. infection ,

Facteurs généraux, p. ex. ostéoporose ou carence nutritionnelle

et la non-union ne s'unira pas d'elle-même ou elle guérira par union fibreuse de l'os qui apparaissent comme une éburnation (l'extrémité arrondie et la sclérose osseuse apparaissent dans les rayons X.

Facteurs prédisposants

Infection au site de fracture.

Iimmobilisation adéquate.

Approximation satisfaisante des lignes de fracture avec piégeage tissulaire.

Dans la mandibule édentée ultra-mince chez le patient âgé affaibli, il y a une perte considérable d'os et de tissus mous.

présence d'une pathologie osseuse comme la tumeur.

Maladie G enérale comme l'ostéoporose, carence nutritionnelle, trouble du métabolisme du calcium.

3.Dérangement de l'articulation temporo-mandibulaire

Broyage sélectif dans un dérangement minimal et re-fracture de la mandibule dans le dérangement occlusal macroscopique.

4.Problème tardif avec le fil et les plaques transosseuses.

5.La séquestration osseuse dans une fracture comminutive se produit par blessure de missile.

6.Myosite ossifiante traumatique

Hématome suivi d'une ossification des muscles du muscle ptérygoïdien médial et latéral et du masséter.

7. Cicatrice

Facteur prédisposant

Suture inadéquate de la lacération

gestion

Toilette plaie.

8.La condition socio-économique est grandement affectée

Conclusions

Avec plusieurs techniques disponibles, il y a encore une controverse sur le meilleur traitement pour chaque type de fracture mandibulaire.

La décision est clinique basée sur les facteurs du patient, le type de fracture mandibulaire, les compétences du chirurgien et le matériel disponible.

D'autres études sont en cours.

Chapitre sept

Macq

La bonne réponse en noir gras

1.afracture du condyle mandibulaire est déplacé par l'action du muscle
A. Temporalisé
B. Masséter
C. **Période latéral**
D. Ptérygoïde médial

2.Indication absolue de réduction ouverte de la fracture du condyle
Un. Luxation mésiale du condyle
B. Condyle dévié.
C. Condyle déplacé.
D. **condyle de luxation de fracture latérale.**

3.In déformation du pied d'éléphant est révélatrice de
Un. Diplopie
B. Malocclusion squelettique de classe 2.
C. **Non-union de mandibule édentée fracturée.**
D. Fracture unilatérale Lefort 1 du maxillaire.

4.In réduction de la fracture de la symphyse, évasement de l'intergonial
La meilleure façon de prévenir l'angle est de :
A. Plaque buccale.
B. **Plaque linguale.**
C. Plaque au bord inférieur de la mandibule.
D. intermaxillary fixation.

5. Dans la fracture bilatérale de la parasymphyse dont le muscle se rétracte
La mandibule
A. **Génioglosse et ventre antérieur de digastrique.**
B. Génioglosses et Mylohyoïdien.
C. Génioglosses et thyrohyoïde.
D.Génioglosses et maître.

6.Une paresthésie de la lèvre inférieure est observée dans la fracture de
A. Encoche sigmoïde.
B. Processus coronoïde.
C. **Corps de la mandibule.**
D. Symphyse.

7.Le déplacement antérieur du condyle de fracture est dû à
A. **ptérygoïde latéral.**

B. Buccinateur.

C. Ptérygoïde médial.

D. Temporalisé.

8. Une fracture montrant la communication avec l'extérieur
L'environnement s'appelle : -

A. Fracture composée.

B. Fracture comminutive.

C. Fracture complète.

D. Fracture du bâton vert.

9.Complication la plus fréquente de la fracture du condyle
Chez les enfants

A. Douleur.

B. **Ankylose.**

C. Arthrose.

D. Fracture de la fosse glénoïde.

10. Si la fracture se produit à la dent distale à la dernière dent
Le traitement est :

A. **OU avec placage**

B. OU avec câblage Trans osseux.

C. Réduction fermée.

D. Réduction fermée avec Trans osseux

Lectures complémentairess

1. Asner R, Tuli T, Hach O, Radish A, Ulmer H. Traumatisme cranio-maxillo-facial: un examen sur 10 ans de 9 543 cas avec 21 067 blessures. J Craniomaxillofacial Surg. 2003 Fév;31(1):51-61. [PubMed]

2. King RE, Sciaena JM, Petruzzelli GJ. Modèles de fracture de la mandibule: une expérience de centre de traumatologie de banlieue. Am J Oto-rhino-laryngologie. 2004 Sep-Oct;25(5):301-7. [PubMed]

3. Siwan R, Tombers NM, Rieck KL, Cofer SA. Analyse comparative des caractéristiques de fracture de la mandibule en développement: l'expérience de la Mayo Clinic. Int J Pediatr Otorhinolaryngol. 2014 Juil;78(7):1066-70. [PubMed]

4. Lindahl L. Fractures condyliennes de la mandibule. I. Classification et relation avec

l'âge, l'occlusion et les blessures concomitantes des dents et des structures de soutien des dents, et les fractures du corps mandibulaire. Int J Oral Surg. 1977 Fév;6(1):12-21. [PubMed]

5.

Carinci F, Arduin L, Pagliaro F, Zollino I, Brunelli G, Cenzi R. Scoring mandibular fractures: a tool for staging diagnosis, planning treatment, and predicting prognosis. J Traumatisme. 2009 Jan;66(1):215-9. [PubMed]

6.

Pickrell BB, Serebrakian AT, Maricevich RS. Fractures de la mandibule. Semin Plast Surg. 2017 Mai;31(2):100-107. [Article gratuit PMC] [PubMed]

7.

Susarla SM, Swanson EW, Peacock ZS. Fractures mandibulaires bilatérales. Éplastie. 2014;14: IC38. [Article gratuit PMC] [PubMed]

8.

Roth FS, Kokoska MS, Awad EE, Martin DS, Olson GT, Hollier LH, Hollenbeak CS. L'identification des fractures de la mandibule par tomodensitométrie hélicoïdale et tomographie panorex. J Craniofac Surg. 2005 Mai;16(3):394-9. [PubMed]

9.

Singh V, Bhagol A, Kumar I. Une technique nouvelle et facile pour la fixation maxillo-mandibulaire. Natl J Maxillofac Surg. 2010 Jan;1(1):24-5. [Article gratuit PMC] [PubMed]

10.

Maloney K. Fils circummandibulaires pour le traitement des fractures dento-alvéolaires adjacentes aux zones édentées: rapport de deux cas. Craniomaxillofac Trauma Reconstrue. 2015 sept.8(3):246-50. [Article gratuit PMC] [PubMed]

11.

Chaudhary Z, Sharma R, Krishnan S. Maxillo Mandibular Fixation in Edentulous Scenarios: Combined MMF Screws and Gunning Splints. J Maxillofac Oral Surgé. 2014 Jun;13(2):213-4. [Article gratuit PMC] [PubMed]

12.

Cornelius CP, Ehrenfeld M. L'utilisation des vis MMF: technique chirurgicale, indications, contre-indications et problèmes courants dans la revue de la littérature. Craniomaxillofac Trauma Reconstr. 2010 Jun;3(2):55-80. [Article gratuit PMC] [PubMed]

13.

Dharaskar S, Athavale S, Kakade D. Utilisation d'attelle de tir pour le traitement de la fracture mandibulaire édentée: un rapport de cas. J Indian Prosthodont Soc. 2014 Dec;14(4):415-8. [Article gratuit PMC] [PubMed]

14.

Ellis E. Réduction ouverte et fixation interne des fractures combinées de l'angle et du corps/symphyse de la mandibule: combien de fixation est suffisante? 2013 Avr;71(4):726-33. [PubMed]

15.

Guérilla JO. Fractures de la mandibule : la guérison spontanée est-elle possible ? Pourquoi? Quand? J Craniofac Surg. 2001 Mar;12(2):157-66. [PubMed]

16.

de Medeiros RC, Sigua EA, Navarro P, Olate S, Albergaria Barbosa JR. Analyse mécanique in vitro de différentes techniques de fixation interne de l'angle mandibulaire combiné et des fractures corporelles. 2016 Avr;74(4):778-85. [PubMed]

17.

Barry RG, Wolbert TT, Gross TW, Ray, Mozaffari FB. Résultats après réduction ouverte avec fixation interne des fractures de la mandibule. J Craniofac Surg. 2018 Juil;29(5):1237-1240. [PubMed]

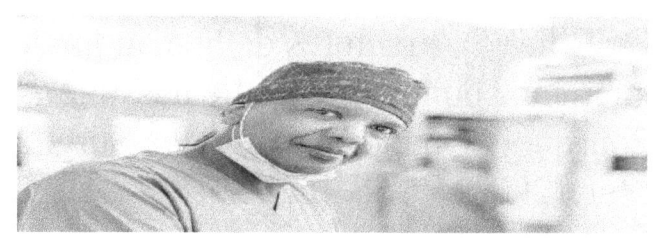

À PROPOS DE L'AUTEUR
Dr Adel Suleiman

Consultant en chirurgie maxillo-faciale buccale
Hôpital dentaire universitaire de Khartoum.
Chirurgien maxillo-facial buccal en
Hôpital roi Abdul-Aziz Arabie saoudite
Hôpital King FaiSal Arabie saoudite
BDS faculté de médecine dentaire de l'université de Khartoum
fellowship de chirurgie maxillo-faciale buccale SMSB
diplôme de bourse Conseil arabe (Syrie).